居家急救小宝典

主　编　刘　睿　蒋　颖

主　审　凌文惠　朱爱勇

副主编　杜　苗　马　静

编　者　（按姓氏汉语拼音排序）

储　奕	杜　苗	龚佳玉	杭　蓓
胡捷波	胡晶喆	黄婧怡	蒋　颖
金稼其	李燚嵘	刘　睿	刘悦文
马　静	南德红	沈　诞	沈　君
沈玲玲	盛泽凯	王　蕾	王小兰
魏子翔	翁瑛丽	吴　静	姚媛淑
张　梅	张丽华	周　爽	朱　倩

绘　画　金稼其　翁瑛丽　魏子翔　朱　倩

U0247694

科学出版社

北　京

内 容 简 介

应健康中国行动的召唤，本书以介绍居民科普急救小常识为目的，运用通俗的语言、生动的插图、全面系统的描述，将急救技巧展示在大家面前。本书共 20 章，系统介绍了常见急诊（如中毒、中暑）的救治方法，并指导施救者在紧急情况下（如触电）如何自我保护，此外还介绍了如何判断外伤患者的伤情及防止伤情继续加重等内容。

除可供有医学常识的人群阅读外，本书更主要的目的是为非医学专业人群提供居家必备急救小技巧。

图书在版编目（CIP）数据

居家急救小宝典/刘睿，蒋颖主编. —北京：科学出版社，2020.3

ISBN 978-7-03-064626-2

Ⅰ. 居… Ⅱ. ①刘… ②蒋… Ⅲ. 急救-基本知识 Ⅳ. R459.7

中国版本图书馆 CIP 数据核字（2020）第 037821 号

责任编辑：张立丽 刘天然/责任校对：杨 赛
责任印制：徐晓晨/封面设计：蓝正设计

科 学 出 版 社 出版
北京东黄城根北街 16 号
邮政编码：100717
http://www.sciencep.com

北京建宏印刷有限公司 印刷
科学出版社发行 各地新华书店经销
*

2020 年 3 月第 一 版 开本：787×960 1/32
2020 年 3 月第一次印刷 印张：3
字数：78 000

定价：39.80 元
（如有印装质量问题，我社负责调换）

　　健康是促进人类全面发展的必然要求，是经济社会发展的基础条件，是民族昌盛和国家富强的重要标志，也是广大人民群众的共同追求。医疗技术的进步使我国人民健康水平显著提升，但同时也面临着工业化、城镇化、人口老龄化，以及疾病谱、生态环境、生活方式不断变化等带来的新的挑战。如何从广泛的健康影响因素入手，普及健康生活、提升民众健康素养，提供全方位、全周期的健康提升服务，也是护理工作者的重要职责。

　　推进健康中国建设，要坚持预防为主，推行健康文明的生活方式，营造绿色安全的健康环境，从而减少疾病发生。《健康中国行动（2019—2030年）》给出了多项参考标准，包括注重健康膳食、养成运动习惯、掌握健康急救常识等，因此，深入探究全民健康需求、普及健康知识和技能势在必行。在促进健康的过程中，居家健康又是其中关键的一环。在家庭中，若居民能熟练掌握简单的急救常识和技能，就能在紧急状况下及时、准确地进行现场自救或救助他人，这对降低死亡率、提高院内抢救成功率、改善患者预后和提升后续的生活质量都意义深远。

在阅读了本书后，我欣喜地发现，本书内容顺应现代急救护理的趋势，参阅了最新的研究结果和有关指南，内容涉及院外、社区、家庭急救的多个方面：从如何快速、有效拨打 120 急救电话，到家庭急症预防、紧急救护等维护健康知识的传授，以及噎食、心肺复苏等急救技能，通俗易懂的文字和清新活泼的编排增加了本书的可读性和趣味性。本书为传播健康理念、提升居民健康素养进行了努力尝试，相信会起到较好的促进作用。

另外，更值得欣慰的是，我们的年轻同道、护理的新生力量正在充分发挥自己的能力和创意，积极地投入到健康中国的建设中，践行着一位护理工作者在健康促进与民众教育中应有的作用和责任，并因此深刻感受到专业的希望和护理的价值。

本书对于居民急救知识的提高有较高的参考价值，也可作为护理专业的辅助教材，相信读者会从中得到帮助与指导。

复旦大学附属中山医院　张玉侠

2019 年秋于上海

前　言

　　2019 年 7 月 15 日，国务院印发《国务院关于实施健康中国行动的意见》（国发〔2019〕13 号），加快推动从以治病为中心转变为以人民健康为中心，动员全社会落实预防为主的方针。为落实健康中国行动，提高全民健康水平和素养，提升社区、家庭急救技能，降低急症致残、致死的风险，延长居民寿命，特组织编撰《居家急救小宝典》一书。

　　本书共 20 章，主要针对院外最为常见的突发症状，以浅显易懂的语言，解答疑问的方式，图文并茂地回答居家急救相关问题、科普急救知识与技能，如常见急诊的救治（脑卒中、中暑、烧伤等），指导施救者如何自我保护（触电），判断外伤患者的伤情（骨折、扭伤等）及防止伤情继续加重的方法。

　　本书由上海健康医学院护理与健康管理学院师生、上海市总工会刘睿创新工作室、上海健康医学院"小护智创"HHE 创新创业教育工作室专业团队、中国人民解放军海军军医大学、上海中医药大学研究生共同编写。本书可供护理专业学生和家庭居民学习、参考。

此书的编写过程得到了上海健康医学院教务处、上海健康医学院工会、上海健康医学院护理与健康管理学院领导和同仁的大力支持，在此谨表衷心的感谢！

尽管各编者在本书编写过程中不辞辛劳，力求完美，但由于能力和水平有限，难免存在不足之处，恳请各位专家、同行、读者指正！

编 者

2020 年 1 月

目　录

第1章
居家急救器材和药品

引 语

　　居家生活中难免有些意外情况，只要我们有所准备，就不怕意外的发生。那么你知道居家生活需准备哪些急救器材和药品吗？哪些器材与药品实用又经济呢？相信看完本章后，你会找到答案。

【急救工具】

　　1. 急救箱：可以收纳急救器材、急救手册和药品，方便紧急情况下寻找，在家放在固定位置，避光干燥，应避免儿童拿到，同时需每3～6个月检查一次用物的有效期，以防失效（图1-1）。急救手册对于普通家庭更是必需品，当意外来临时，不懂急救知识只会让我们手忙脚乱。

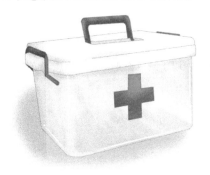

图1-1　急救箱

2. **体温计**：用于测量体温。分为水银体温计、电子体温计和耳温计，可根据家庭情况选择购买、使用（图1-2）。

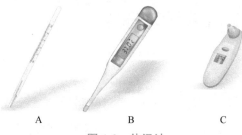

A   B   C

图 1-2　体温计

A. 水银体温计；B. 电子体温计；C. 耳温计

3. **血压计**：用于测量血压，若家中有高血压患者，应必备。血压计有水银血压计与电子血压计两种，可根据家庭情况选择购买、使用（图1-3）。

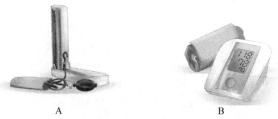

A   B

图 1-3　血压计

A. 水银血压计；B. 电子血压计

4. **血糖仪**：用于测量血糖，糖尿病患者必备（图1-4）。

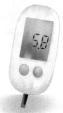

图 1-4　血糖仪

5. 小型手电筒：紧急情况下可照明，也可用于查看比较深的部位，如喉咙、外耳道等（图 1-5）。

6. 圆头剪刀：用来剪开胶布或绷带，其较普通剪刀更为安全，紧急时可以剪开衣物进行抢救（图 1-6）。

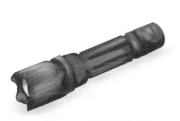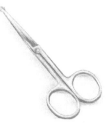

图 1-5　小型手电筒　　　　　图 1-6　圆头剪刀

【外用物品】

1. 酒精（乙醇）棉片：用于各类物品与手的消毒，建议在家庭中准备一次性包装，方便实用。

2. 一次性口罩：用于预防家庭成员间某些疾病的交叉感染（图 1-7）。

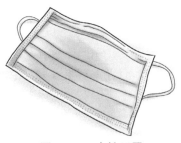

图 1-7　一次性口罩

3. 医用纱布：用于覆盖伤口，有单独两片的灭菌包装，一般选用 7.5cm×7.5cm 大小即可（图 1-8）。

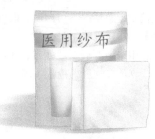

图 1-8　医用纱布

4. 胶布：用于固定纱布或绷带，分为普通胶布和防过敏胶布，可根据家庭的实际情况进行准备（图 1-9）。

5. 一次性消毒棉签：用于清洗或消毒伤口，建议购买灭菌消毒的小包装，使用方便（图 1-10）。

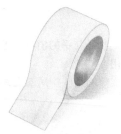
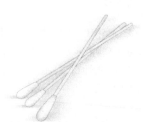

图 1-9　胶布　　　　图 1-10　一次性消毒棉签

6. 创可贴：用于覆盖小伤口（图 1-11）。

7. 冰袋：用于关节扭伤，详见第 12 章；也用于鼻出血的急救，详见第 14 章（图 1-12）。

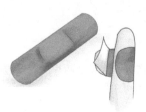
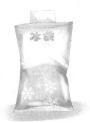

图 1-11　创可贴　　　　图 1-12　冰袋

8. 绷带：用于包扎固定伤口，也可用于关节扭伤时加压包扎以减轻肿胀，详见第 12 章（图 1-13）。

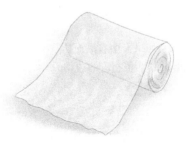

图 1-13　绷带

9. 碘伏：用于消毒伤口，有瓶装和单根独立包装的，瓶装开封后很快过期，建议购买单根独立包装的。如果伤口较深或较大，需在血暂时止住后，立刻去医院紧急处理（图 1-14）。

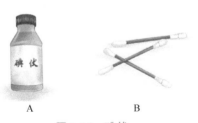

A　　　　　　　　　　B

图 1-14　碘伏

A. 瓶装碘伏；B. 单根独立包装碘伏

【常用药物】

1. 解热镇痛药：对乙酰氨基酚、布洛芬，这两种药可用于感冒发热、头痛、关节痛等症状的镇痛，分成人用（片剂）和儿童用（滴剂），需分开准备，不可混用。发热和疼痛都是症状，如原因不明需及时去医院查因诊断，对因治疗。

2. 腹泻用药：思密达（蒙脱石散）、电解质饮料。思密达是一种肠黏膜吸附剂，可吸附肠道的病毒和细菌，对黏膜有一定的保护作用。口服补液盐可以补充水、电解质，防止脱水。但如发生腹泻伴发热、呕吐、便血、少尿等症状，需及时去医院治疗。

3. 医嘱用药：如果家中有高血压、糖尿病、冠心病等疾病患者，可根据医嘱准备相应的药物。

【小贴士】

1. 家中急救器材与药物宜精不宜多，且应每隔一段时间检查一次药品有效期。

2. 如病因不明或情况严重时，需及时去医院就诊。

第2章
居家急救技术

引 语

当身边出现突发事件时，大多数人都会慌乱，尤其是遇到关乎生命的紧急事件时，大多数人可能会有疑问，除了拨打120等待急救人员的到来，自己在此时此刻还能做些什么？本章为大家介绍居家的基础急救技术和操作方法。相信看完本章后，你会找到答案。

【心肺复苏怎么做】

1. 确认环境安全，检查受害者反应：10秒之内呼喊、拍打患者肩膀，确认患者有无意识。

2. 检查脉搏：以患者喉结为定点，食指和中指向侧下方滑动2～3cm至凹陷处确认有无动脉搏动（图2-1）。

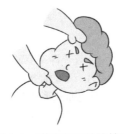

图2-1　确认有无动脉搏动

3. 立即呼救：拨打120急救电话。

4. 摆正体位：将患者放平，解开腰间皮带，敞开外套，露出胸壁。

5. 胸外按压（闭胸心脏按压）：两手掌交叉，手指翘起，用掌根按压。按压部位为两乳头连线中点，即胸骨中下 1/3 交界处。按压时双肩在患者胸骨上方正中，垂直向下用力按压，利用髋关节为支点，以肩、臂部力量向下按压，使胸骨下压深度为 5～6cm。按压与胸廓弹回/放松的时间接近 1：1（图 2-2，图 2-3）。

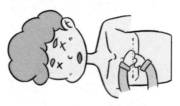

图 2-2 胸外按压姿势 1

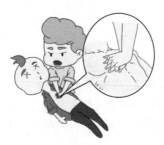

图 2-3 胸外按压姿势 2

6. 开放气道

（1）仰头抬颏法：急救者将一手置于患者前额，用力向后压，使患者头后仰，另一手的食指、中指抬起患者下颏，使下颏尖、耳垂的连线与地面几乎呈垂直状态，以通畅气道，清除患者口中的异物和呕吐物。若患者义齿松动，应取下。这种方法适用于脊柱无损伤的患者（图 2-4 A）。

（2）双手推颌法：适用于脊柱受损伤的患者。抢救者用双手从两侧抓紧患者的双下颌并托起，使头后仰，下颌骨前移，即可打开气道（图 2-4 B）。

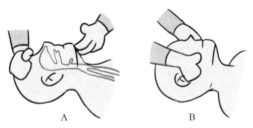

图 2-4　开放气道方法

A. 仰头抬颏法；B. 双手推颌法

7. 人工呼吸：捏住患者的鼻孔，形成口对口密封状。每次吹气超过 1 秒钟，然后正常吸气（不是深吸气），再进行第二次吹气（图 2-5）。若口部有外伤则可进行口对鼻人工呼吸。

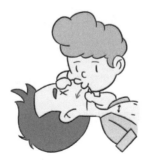

图 2-5　人工呼吸

8. 完成胸外按压和人工呼吸 5 个循环之后再次判断患者的呼吸、脉搏，时间为 10 秒钟。若呼吸、脉搏存在，则心肺复苏成功。

【止血应该怎么做】

1. 指压动脉止血法

（1）指压颞浅动脉（图 2-6）：适用于一侧头顶、额部的外伤大出血。

方法：在伤侧耳前，一只手的拇指对准下颌关节压迫颞浅动脉，另一只手固定患者头部。

（2）指压面动脉（图 2-7）：适用于颜面部外伤大出血。

方法：用一只手的拇指和食指或者拇指和中指分别压迫双侧下颌角前约 1cm 的凹陷处，阻断面动脉血流。因为面动脉在颜面部有许多小支相互吻合，所以必须压迫双侧。

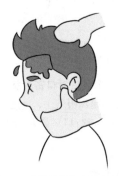 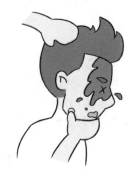

图 2-6　指压颞浅动脉止血法　　图 2-7　指压面动脉止血法

（3）指压耳后动脉（图 2-8）：适用于一侧耳后外伤大出血。

方法：用一只手的拇指压迫伤侧耳后乳突下凹陷处，阻断耳后动脉血流，另一只手固定伤员头部。

（4）指压枕动脉（图 2-9）：适用于一侧头后枕骨附近的外伤大出血。

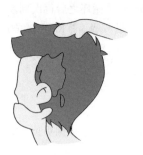 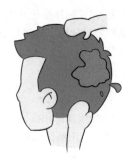

图 2-8　指压耳后动脉止血法　　图 2-9　指压枕动脉止血法

方法：用一只手的四指压迫耳后与枕骨粗隆之间的凹陷处，阻断枕动脉的血流，另一只手固定伤员头部。

（5）指压肱动脉（图 2-10）：适用于一侧肘关节以下部位的外伤大出血。

方法：用一只手的拇指压迫上臂中段内侧，阻断肱动脉血流，另一只手固定伤员手臂。

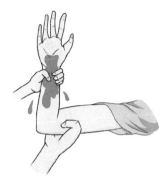

图 2-10 指压肱动脉止血法

（6）指压桡动脉、尺动脉（图 2-11）：适用于手部大出血。

方法：用两手的拇指和食指分别压迫伤侧手腕两侧的桡动脉和尺动脉，阻断血流。因为桡动脉和尺动脉在手掌部有广泛吻合支，所以必须同时压迫双侧。

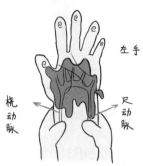

图 2-11 指压桡动脉、尺动脉止血法

（7）指压指（趾）动脉（图2-12）：适用于手指（脚趾）大出血。

方法：用拇指和食指分别压迫手指（脚趾）两侧的指（趾）动脉，阻断血流。

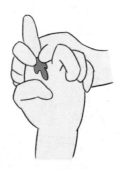

图 2-12　指压指动脉止血法

（8）指压股动脉（图2-13）：适用于一侧下肢的大出血。

方法：用两手的拇指用力压迫伤肢腹股沟中点稍下方的股动脉，阻断股动脉血流。伤员应该处于坐位或卧位。

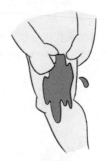

图 2-13　指压股动脉止血法（右侧大腿内侧）

（9）指压胫前、胫后动脉（图2-14）：适用于一侧脚的大出血。

方法：用两手的拇指和食指分别压迫伤脚的足背中部搏动的胫前动脉及足跟与内踝之间的胫后动脉。

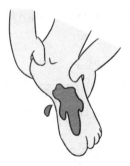

图 2-14 指压胫前、胫后动脉止血法

2. 止血带止血法

（1）橡胶管止血带止血（图 2-15）：适用于四肢大出血。

方法：救助者用左手拇指、食指和中指持止血带的头端约 10cm 处，右手将橡胶管拉紧绕伤肢一圈后压住头端，再绕肢体一圈后将右手持的尾端放入左手食指和中指之间，由食指和中指夹持尾端从两圈止血带下拉出一半，使之成为一个活结。

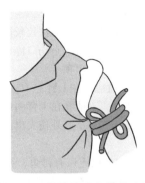

图 2-15 橡胶管止血带止血法

（2）布制止血带止血法（图 2-16）：适用于四肢大出血。

方法：将三角巾折成带状或将其他布带绕伤肢一圈，打个蝴蝶结；取一根小棒穿在布带圈内，提起小棒拉紧，将小棒依顺时针方向绞紧，将小棒一端插入蝴蝶结环内，最后拉紧活结并与另一头打结固定。

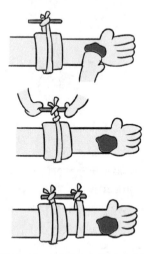

图 2-16 布制止血带止血法

（3）气性止血带

方法：如血压计袖带，操作方法比较简单，只要把袖带绕在扎止血带的部位，然后打气至伤口停止出血。

（4）使用止血带的注意事项

1）上臂外伤大出血应扎在上臂上 1/3 处，前臂或手大出血应扎在上臂下 1/3 处，不能扎在上臂的中部，因该处神经走行贴近肱骨，易被损伤。下肢外伤大出血应扎在股骨中下 1/3 交界处。

2）使用止血带的部位应该有衬垫，否则会损伤皮肤。止血带可扎在衣服外面，把衣服当衬垫。松紧度应以出血停止、远端摸不到脉搏为宜。过松达不到止血目的，过紧会损伤组织。持续时间一般不应超过 5 小时，原则上每 30～60 分钟要放松 1 次，放松时间为 1～2 分钟。

3）使用止血带者应有明显标记贴在前额或胸前易被发

现的部位，并写明时间。如立即送往医院，可以不做标记，但必须当面向值班人员说明扎止血带的时间和部位。

【包扎固定怎么做】

1. 患者取舒适体位，扶托患侧肢体，保持功能位置。

2. 包扎动作要迅速准确，不能加重伤员的疼痛、出血和伤口污染。

3. 包扎时应用力均匀、松紧适度。要求包扎牢固、舒适、整齐、美观。

4. 包扎四肢时，指（趾）最好暴露在外面，以便观察血流循环情况，骨隆起处用衬垫保护。

5. 每包扎 1 周应压住前周的 1/3～1/2，包扎开始与终止时均需环绕 2 周。包扎完毕用胶布粘贴固定，或撕开末端在肢体外侧打结，避免打在伤口及骨隆突处。

【患者搬运怎么做】

患者搬运有徒手搬运和器械（工具）搬运两种方法，具体方法如下所示。

1. 徒手搬运：搀扶、背驮、手托肩掮、双人搭椅、拉车式。

2. 脊柱、脊髓损伤：需有一人固定头部行四人搬运法（图 2-17，图 2-18）。

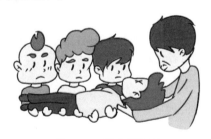

图 2-17　四人搬运法

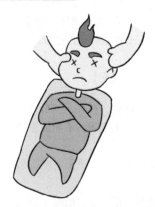

图 2-18　四人搬运法（固定头部）

3. 颅脑损伤：颅脑损伤者常有脑组织暴露和呼吸道不畅等表现。搬运时应使伤病员取半仰卧位或侧卧位。

4. 胸部损伤：胸部损伤者常伴有开放性血气胸，需包扎。搬运已封闭的气胸伤病员时，以搭椅式搬运为宜，伤病员取坐位或半卧位。

5. 腹部损伤：伤病员取仰卧位，屈曲下肢，防止腹腔脏器受压而脱出。注意脱出的肠段要包扎，不要回纳，此类伤病员宜用担架或木板搬运。

6. 休克：患者取平卧位，不用枕头，或取脚高头低位，搬运时用普通担架即可。

7. 呼吸困难：患者取坐位，不能背驮。用软担架（床单、被褥）搬运时注意不能使患者躯干屈曲。如有条件，最好用折叠担架（椅）搬运。

8. 昏迷：昏迷患者咽喉部肌肉松弛，仰卧位易引起呼吸道阻塞。此类患者宜采用平卧头转向一侧的体位或侧卧位。搬运时用普通担架或活动床。

【小贴士】

保持正确的姿势、搬运时人员应互相协调，并注意以下几项原则。

　　1. 了解伤病员的体重和搬运器械（工具）的大致重量，了解自己的体力限制。

　　2. 开始抬担架时，首先应摆好腰背部后凸位姿势，再使担架和伤病员靠近自己的身体，然后腿、腰及背一起用力。

　　3. 救护人员在搬运时，应清楚地、经常地交谈，以保持动作协调一致。

第 3 章
如何正确拨打 120 急救电话

引　语

　　当遇到有人需要救急、救命的时候，你会拨打 120 急救电话吗？你会用最准确的语言告知接线员患者所处的紧急状况和准确地点吗？在等待救护车的时候你还能为患者做些什么？相信看完本章后，你会找到答案。

【我们应该怎么做】

　　1. 稳定情绪、找寻电话、立即拨打 120。

　　2. 告知接线员患者发病确切的时间、伤害性质（车祸、烫伤等）、伤情（如出血、昏迷等情况）（图 3-1）。

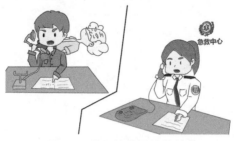

图 3-1　告知接线员具体情况

　　3. 告知接线员已经采取了哪些急救措施（如为心搏骤停患者实行心肺复苏）。

　　4. 告知接线员患者当前的具体地址（特别提示周围的标

志性建筑）。

示例：接通 120 后，告知接线员："您好！我家在××小区，我电话是×××××××××。我的爷爷倒在地上昏过去了。现需要您这里的急救。"

【小贴士】

1. 尽量不要移动患者，以免造成进一步损伤。

2. 居家发病的患者，出发前带好相关证件、病历、衣物、财物。

3. 120 不仅是急救电话，还和出警电话 110 和灭火电话 119 联通哦。尤其是在发生家庭伤害事故或者火灾时，您拨打急救电话，120 同时可以帮助您呼叫 110 和 119，尽量减少生命和财产的损失。

第 4 章
脑卒中的急救

引 语

　　脑卒中，俗称脑中风，又称脑血管意外。脑卒中发病人群以老年人为主，多数情况是在家中发病。常在用力、激动或一般性活动中急性发病。最常见表现为突感头痛、呕吐、昏迷、口眼歪斜、喝水呛咳、说话不清楚等，脑卒中发病后的紧急救治会影响脑卒中的治疗效果。如果在家中遇到家人发病，我们能够做什么呢？相信看完本章后，你会找到答案。

【哪些症状要注意】

　　家属应在第一时间根据患者症状判断是否为脑卒中发病，争分夺秒，一旦确定立即进行急救处理（图 4-1）。

　　1. 一侧上下肢或面部（不是双侧）同时无力、瘫痪或麻木。

　　2. 一侧流口水、不能说话、说话困难或不能理解别人说话的意图。

　　3. 上下肢肢体力量很足，但不能站立、不能行走或眩晕。

　　4. 一侧眼睛视物不清、重影或视野缺损。

　　5. 出现从来没有经历过的剧烈头痛，可伴恶心及剧烈呕吐。

　　6. 突然意识丧失或癫痫发作。

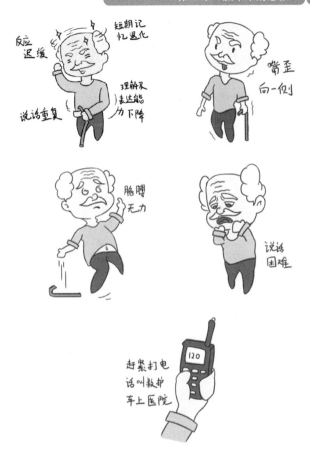

图 4-1 判断是否为脑卒中发病并拨打急救电话

【我们应该怎么做】

1. 保持镇定，不要慌乱，不可哭闹，第一时间拨打 120。例如，您好，我叫×××，我们现在在××大道××酒店旁边，我的电话号码是×××××××××。我的爷爷突然躺在地上，半边身子不能动，我需要帮助。

2. 在等待急救人员赶来的过程中，将患者放平，使其平卧。

3. 保持呼吸道通畅。将患者头偏向一边，避免呕吐物阻塞气道。如患者穿着衣物过紧，应解开患者的袖口和领口。如有义齿，也应该取出（图 4-2）。

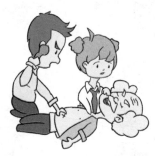

图 4-2　保持患者呼吸道通畅

4. 尽量减少搬动患者。搬运时应动作轻柔，正确的搬运方法如下：2～3 人同时用力，一人托住患者头部和肩部，使头部不要受震动或过分扭曲，另一人托住患者的背部及臀部，如果还有一人，则要托起患者腰部及双腿，三人一起用力，平抬患者移至硬木板床或担架上，不要在搬运时把患者扶直坐起，勿抱、拖、背、扛患者。

5. 家中如有血压计、血糖仪，可为患者测量血压、血糖等。

6. 如果患者是清醒的，要注意稳定患者情绪，切勿痛哭或呼唤患者，以避免增加患者的心理压力。

7. 根据 120 接线员的指导用药，等待 120 急救人员的到来。

【小贴士】

1. 应让了解患者病情的家属陪同入院。

2. 尊重急救医生的意见，听从急救指挥人员安排。不可因着急将患者背在背上，一路颠簸送进医院。

第 5 章
急性心肌梗死的急救

引　语

你知道急性心肌梗死有多严重吗？你能正确识别急性心肌梗死的发生症状吗？你知道发生急性心肌梗死时应该做些什么吗？相信看完本章后，你会找到答案。

【哪些症状要注意】

冠状动脉发生急性堵塞可引起部分心肌缺血性坏死，这种坏死几乎不可逆转，同时常导致心律失常、心力衰竭、休克等严重并发症，危及患者生命。

1. 胸痛持续且剧烈，透不过气，出冷汗，左肩背部也疼痛，呼吸憋闷，有濒死感。一般人群可出现全身症状，如发热、胸闷、乏力、气短，常伴有恶心、烦躁不安、出汗、恐惧或濒死感。也可有胸部剧烈疼痛、胸骨后压榨感，同时疼痛也可向下颌、颈、肩、手臂放射（图 5-1）。

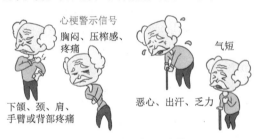

图 5-1　心肌梗死症状

2. 部分人群可出现：心慌、心悸、头晕、上腹部疼痛和恶心、呕吐、喉紧缩。

3. 其他：上腹胀痛不舒适。少数人群会有颈部、下颌及牙齿疼痛。肠胃不适者表现为恶心、呕吐、腹胀等症状。中老年人群会出现神志障碍的现象。

【我们应该怎么做】

1. 保持镇定，迅速反应，拨打120。

2. 帮助患者就地平卧，双脚稍微抬高，尽量减少搬动患者，避免增加心脏负担，危及患者生命。

3. 安慰保护患者，使其保持镇定，不要一拥而上围住患者，保证患者的呼吸空间。

4. 有心肌梗死危险因素的患者，日常一定要常备急救药箱，一旦发病就应立刻停止任何活动。此时硝酸甘油效果较差，不建议使用，应立即服用速效救心丸。

5. 取出患者口腔内的异物，包括义齿等，以免引起窒息，解开患者领口、皮带等，保证呼吸道通畅，但同时应注意保暖。若有条件可给患者吸氧。

6. 如出现呼吸心搏停止，可进行心肺复苏。两手掌重叠按压胸骨中下1/3或剑突上2.5～5cm处，按压时上身前倾，手臂伸直，垂直于胸骨，以髋关节为支点，利用上身重量，用掌根将胸骨下压5～6cm，但掌根不要离开胸部，按压的时间和放松的时间一样。按压频率与吹气比例如下：按100～120次/分的频率进行按压，节奏应均匀，每按压30次后吹气2次为一个周期。在按压时，约2分钟完成5个循环的按压与吹气，然后用5～10秒钟检查脉搏并观察循环征象，其后每2分钟检查1次。若患者仅有脉搏而无呼吸，应以每分钟12次的频率进行人工呼吸（图5-2）。

7. 患者及家属要与医护人员全力配合，争取在发病后120分钟内尽快让患者接受心肌梗死再灌注治疗。

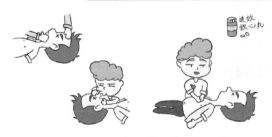

图 5-2　心肌梗死急救

【小贴士】

1. 我国设定的心肌梗死抢救黄金时间是 120 分钟之内，因此越早将患者送至医院越好。

2. 早晨坚持"三个半原则"：早晨醒来，静卧半分钟再起床，起床之后静坐半分钟再起立，起立之后静立半分钟再活动。

第6章
低血糖的急救

引　语

　　低血糖发作是非常危险的，突发低血糖可能会引起晕厥、跌倒，从而导致受伤。长期而严重的低血糖还可引起脑部的一系列损伤。对于糖尿病患者来说，低血糖反复发作可影响性格和智力；老年人患糖尿病的同时还可诱发心绞痛、心肌梗死、脑出血等意外，严重者会出现低血糖昏迷，更有甚者会引起死亡。那么，当发生低血糖的时候，你会利用家中物品自救吗？相信看完本章后，你会找到答案。

【哪些症状要注意】

　　1. 非糖尿病患者的血糖≤2.8mmol/L。

　　2. 糖尿病患者的血糖≤3.9mmo/L。

　　3. 常见轻度症状：冷汗、发抖、焦虑、情绪不稳定、头痛等（图6-1）。

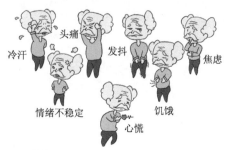

图 6-1　常见低血糖轻度症状

4. 严重症状：面色苍白、反应迟钝、惊厥、昏迷等（图 6-2）。

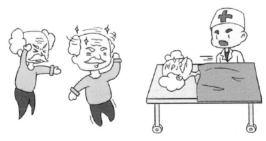

图 6-2　低血糖严重症状

【我们应该怎么做】

1. 有低血糖反应时，首先应立刻坐下或躺下，然后尽量及时监测血糖。

2. 吃含糖量为 15g 的食品（图 6-3）或其他无脂碳水化合物，如米饭，15 分钟后观察症状有无缓解和（或）测量血糖。若 15 分钟后症状无缓解和（或）血糖值未恢复正常，再重复吃 15g，等 15 分钟再观察和（或）测量血糖，直至症状缓解和（或）血糖达到正常范围。

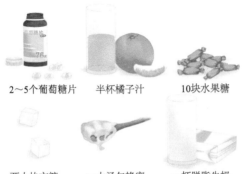

2～5个葡萄糖片　　半杯橘子汁　　10块水果糖

两大块方糖　　一大汤勺蜂蜜　　一杯脱脂牛奶

图 6-3　含糖量为 15g 的食品

注意：建议尽量选择含葡萄糖类的食物纠正，因为应用如阿卡波糖（拜唐苹）、伏格利波糖（倍欣）和米格列醇等 α-葡萄糖苷酶抑制剂的糖尿病患者食用蔗糖或淀粉类食物纠正低血糖的效果差。

【小贴士】

1. 准备一个记录本，在上面写明低血糖发生日期、时间、低血糖反应情况及血糖值。

2. 低血糖反应消失后，可在午夜或离下一餐至少 1 个小时的时候加餐一次，但应避免摄入过多热量，否则血糖会升得过高。

3. 原因不明、频发低血糖时，应及时就医，以便查明原因、调整治疗方案。

第 7 章
中暑的急救

引　语

　　中暑是指在高温和热辐射的长时间作用下，由于身体的体温调节功能出现障碍所致的水、电解质代谢紊乱及神经系统功能损害。炎炎夏日，如果长时间在烈日下暴晒，或者在高温、闷热潮湿、不通风的情况下工作或生活，都有可能中暑。中暑往往来势凶猛，是一种可威胁生命的急症，要及时进行救护。那么中暑以后该怎么办呢？相信看完本章后，你会找到答案。

【哪些症状要注意】

　　根据症状的轻重，中暑可分为先兆中暑、轻症中暑和重症中暑，其中重症中暑又分为热痉挛、热衰竭和热射病。

　　1. 先兆中暑：症状有头晕、心悸、气短乏力等（图 7-1）。

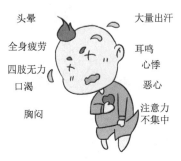

头晕　　　　　　　大量出汗

全身疲劳　　　　　耳鸣

四肢无力　　　　　心悸

口渴　　　　　　　恶心

胸闷　　　　　　　注意力
　　　　　　　　　不集中

图 7-1　先兆中暑症状

2. 轻症中暑：除先兆中暑的症状外，患者还有面色潮红、大汗淋漓、皮肤湿冷、脉搏细速等症状，体温超过 38℃。

3. 重症中暑：可分为三型。

（1）热痉挛：多发生于高温下从事体力劳动而大量出汗的青壮年，表现为突发肌肉痉挛并伴有收缩痛，以四肢及腹部肌肉多见，患者神志清，一般体温正常。

（2）热衰竭：常发生于老年人、儿童及慢性病患者，主要症状为面色苍白、头痛、恶心、呕吐、心慌、皮肤湿冷、神志模糊。

（3）热射病：表现为高热、无汗、呼吸浅快、躁动不安，逐渐向昏迷伴四肢抽搐发展，体温在 40～42℃以上。

【 我们应该怎么做 】

1. 转移：迅速将患者转移到阴凉通风处，如树荫、走廊、空调室等，就地平躺，解开衣扣、腰带（图 7-2）。

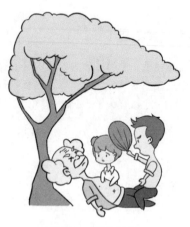

图 7-2　转移患者

2. 降温：用冰袋或冰块置于患者头部、颈侧、腋窝、腘窝、大腿根部等处，为防止患者被冻伤，应在冰袋外裹一层布，并且每 30 分钟更换一次部位（图 7-3）。反复用凉水擦身，然后用扇子或电扇吹风，加速散热。也可将患者身体浸于 18℃ 左右的水中，上半身倾斜 45°，以浸没胸部为度（图 7-4）。需要注意的是，一般将体温降至 38℃ 即可，不宜更低，以免发生休克。

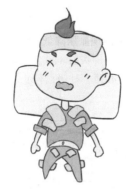

图 7-3 用冰袋或冰块给患者降温

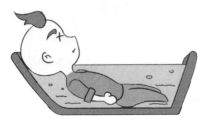

图 7-4 将患者浸于水中降温

3. 补水、用药：患者仍有意识时，可给一些温开水、淡盐水或电解质饮料（如脉动、佳得乐），但不可急于补充大量水分，否则会引起恶心、呕吐、腹痛等症状。有条件者还可口服藿香正气（酊剂、片剂、胶囊剂）或在太阳穴涂抹清凉油、风油精等（图 7-5）（乙醇过敏者禁用藿香正气水）。

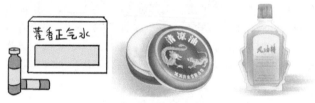

图 7-5 藿香正气水、清凉油、风油精

4. 呼救：若患者出现血压降低、痉挛、抽搐、呼吸急促、失去意识等情况，应立即拨打 120 急救电话，及时送医院救治（图 7-6）。对于心搏、呼吸已停止者，应立即进行心肺复苏。

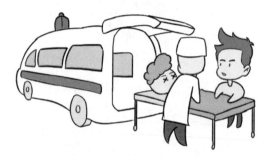

图 7-6 立即将患者送至医院

【小贴士】

1. 炎炎夏日，每天至少喝 2000ml 的水，定时饮水，要慢慢喝，不要渴了就猛喝。

2. 多喝消暑降温的饮料（如淡盐水、绿豆汤等），多食用消暑蔬果（如冬瓜、丝瓜、苦瓜、西瓜等）（图 7-7）。

3. 避免在午后阳光直射下长时间地活动。

4. 过于炎热时应用冷水冲淋头部及颈部。

5. 外出时戴帽子和太阳镜，或者撑遮阳伞，不要打赤膊，尽量穿浅色、透气性好的衣裤，多补水，随身携带防暑药。

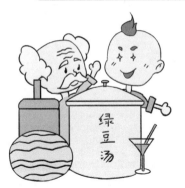

图 7-7　多喝消暑饮料、多食消暑蔬果

第8章
烧伤的急救

引　语

　　烧伤是生活、生产中很常见的意外伤害。开水、热粥、沸汤，以及生活中的热水袋、电热器等，因使用不当或不慎，都可能造成烧伤，如果我们处理不当或者不及时，不仅容易留下瘢痕或残疾，甚至可能会危及生命。那么我们在生活中要怎么处理烧伤呢？相信看完本章后，你会找到答案。

【哪些症状要注意】

　　烧伤一般指热力导致的皮肤损伤，即热液（水、汤、油等）、蒸汽、高温气体、火焰、炽热金属液体（如钢水）或固体等所引起的组织损伤，主要包括皮肤和（或）黏膜损伤，严重者也可伤及皮下和（或）黏膜下组织，如肌肉、骨、关节甚至内脏。烧伤常造成局部疼痛、皮肤红肿、水疱、破损等。

【我们应该怎么做】

　　1. 立即脱离热源，在冷水下冲洗烧伤处 30 分钟左右（图 8-1），无法冲洗的部位可以采取冷水浸泡或者冷敷的方法。

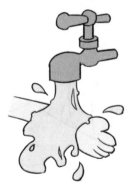

图 8-1 烧伤后用冷水冲洗烧伤处

2. 待烧伤处温度下降后，帮伤者脱下衣物，迅速将其送到医院就诊。需要注意的是，如果某处衣物与皮肤粘连过紧，若强行脱下衣物，很可能造成更为严重的损伤，所以应先剪去未粘连部分，然后送医院进行处理（图 8-2）。

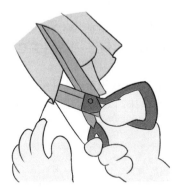

图 8-2 烧伤后先剪去未粘连处衣物

3. 烧伤处如果有水疱，不要把水疱挤破或刺破，要注意保护好水疱。已破的水疱不要剪除表皮，可以用干净的纱布、毛巾或者床单简单包扎（图 8-3）。

4. 尽快去医院做进一步的处理。

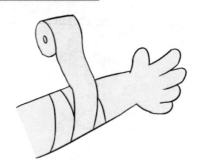

图 8-3　用干净纱布简单包扎已破水疱

【小贴士】

1. 如果是较严重的烧伤（烧伤面积 > 体表面积的 30%，伤者一个手掌面积约为体表面积的 1%），或者烧伤者出现了面色苍白、脉搏细弱、四肢发凉，判断已处在休克时，不要用冷水冲洗。

2. 呼吸道烧伤易发生窒息，要高度警惕。注意清除呼吸道的异物，保持呼吸道通畅。一旦发生窒息或呼吸停止，立即进行心肺复苏。

3. 烧伤创面上切忌使用紫药水（结晶紫）、消毒药膏、酱油、香灰等进行涂抹，以免引起感染或者掩盖烧伤的程度，不利于治疗。

第 9 章
电击伤的急救

引　语

　　电击伤即我们通常所谓的触电，是指电流通过人体时引起的全身性或局部性损伤。所以，在日常生活中为了防止电击伤对生命的伤害，我们要掌握一些电击伤的急救知识。那么具体如何急救呢？相信看完本章后，你会找到答案。

【哪些症状要注意】

　　电击伤患者，轻者会出现面色苍白、精神紧张、心搏加快等症状，一旦脱离电源，患者的症状会自动消失，一般无须做特殊的处理。但是严重者会出现昏迷、心室颤动、心搏呼吸暂停等，随时危及生命。更有甚者，接触高压电会致肢体炭化直接死亡。

【我们应该怎么做】

　　1. 在救助前要确保自身安全。先观察现场，找到电源，判断是否为高压电，劝离身边处于危险环境的同伴，一旦确定自身安全，再进行施救。步骤：立即切断电源，拔掉插头，让触电者远离电源。可以用木棍、橡胶、塑料制品等挑开与触电者接触的电源线（图 9-1）。若电源未断，切忌直接用手碰触触电者，以免自己触电（图 9-2）。

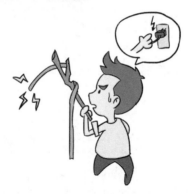

图 9-1　用木棍等挑开与触电者接触的
电源线

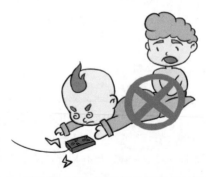

图 9-2　若电源未断，切忌直接用手碰触触电者

2. 将触电者移至安全地点后，查看触电者的意识状态
（呼叫或轻拍触电者，看其有无反应），判断心搏（用手触摸
触电者的颈动脉，看其颈动脉是否有搏动），判断呼吸（观
察触电者的胸廓是否起伏，听口、鼻处是否有气流声）。若
触电者出现昏迷、呼吸、心搏停止，应立即行心肺复苏（CPR），
同时拨打 120 急救电话（图 9-3，图 9-4）。

3. 若出现电烧伤，应注意保护好伤口，按烧伤伤口处理；
对合并出血者，应做好止血的处理；合并骨折者，应做好包
扎和固定。然后送往医院做进一步的抢救和治疗。

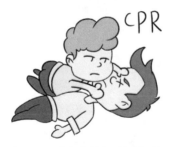

图 9-3 对患者施行心肺复苏

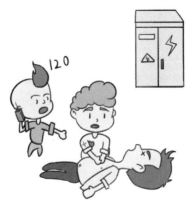

图 9-4 心肺复苏的同时拨打 120 急救电话

【小贴士】

1. 应当经常检查家中的电源、插座等是否完好，对儿童做好相应的防护措施（如使用安全插座），从而有效地预防触电。

2. 如果触电者意识清楚，心搏存在，但是自觉心悸、头晕、四肢无力等，也应及时就医，因为有些触电者会出现迟发性反应。

3. 触电严重者有时会出现假死的现象，出现心搏呼吸停止、身体僵硬等死亡的症状，此时施救者一定不要放弃，要立即做胸外按压和人工呼吸。

第10章
外伤出血的急救

引　语

　　磕伤、碰伤、锐器伤……在居家或出行时难免会发生类似的"流血事件"，这些会让你惊慌失措、束手无策吗？如何消毒？如何包扎？如何压迫和止血？拨打120等待救护车期间可以做些什么？到底该怎么做？遇到此类意外，你能否做到镇定自若、处理有序？相信看完本章后，你会找到答案。

【哪些症状要注意】

1. 动脉出血（图10-1）。

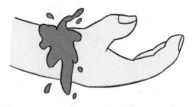

图 10-1　动脉出血

危险级别：高级。
颜色：鲜红。
状态：血液从伤口处呈搏动性喷出。

2. 静脉出血（图 10-2）。

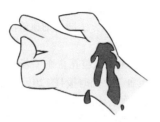

图 10-2　静脉出血

危险级别：中级或高级。

颜色：暗红。

状态：血液从伤口持续向外涌出。

3. 毛细血管出血（图 10-3）。

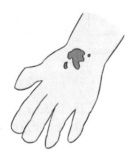

图 10-3　毛细血管出血

危险级别：低级或无。

颜色：鲜红。

状态：血液从创面呈点状或片状渗出。

【我们应该怎么做】

1. 毛细血管出血的应急处理：这种出血通常可自行停止。您可按照以下步骤进行处理：消毒（可用 75% 的乙醇消毒伤口周围皮肤，用碘伏消毒伤口）→包扎（用消毒纱布或清洁的棉垫、毛巾、衣衫遮盖伤口,用胶布粘贴固定即可)。

2. 静脉出血的应急处理

(1)小量静脉出血:方法同毛细血管出血的应急处理。

(2)大量静脉出血

1)外出血:快速加压包扎止血(若无绷带或三角巾,可进行直接压迫止血),同时拨打 120,前往医院就诊。

2)加压包扎止血法(图 10-4):在伤口覆盖无菌敷料后,再用厚纱布或棉垫置于敷料上,然后用绷带、三角巾等适当增加压力包扎,直到出血停止。

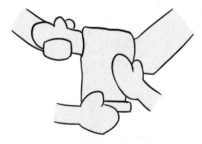

图 10-4　加压包扎止血法

3)直接压迫止血法(图 10-5):适用于较小伤口的出血。用无菌敷料直接压迫伤口处,压迫约 10 分钟。

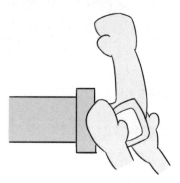

图 10-5　直接压迫止血法

3. 动脉出血的应急处理。动脉出血应按照以下步骤进行处理：止血（方法详见第 2 章）→同时拨打 120，及时前往医院就诊→途中密切观察肢体远端的血液循环情况，需要记录止血带止血的开始时间，每 30～60 分钟放松一次（每次放松 30～60 秒）。

操作方法：详见第 2 章。

【小贴士】

1. 止血压力要适当，要及时检查肢体远端血液循环情况，如远端出现青紫、肿胀，说明压力过大，应及时放松，以免造成肢体坏死、神经损伤等。

2. 完全看不到任何流血时，也有可能情况危急，如存在颅内血肿等。如果患者并无明显外伤，却仍然出现面色苍白、出冷汗、神智不清等大失血表现，或从气道、消化道、尿道排出血液，均应立即前往医院就诊。

3. 对于大出血患者，在进行初步止血后，需马上送医院治疗，以防伤口处理不好容易得破伤风等情况，危及生命。

第 11 章
骨折的急救

引　语

　　骨折是日常生活中常见的令人痛苦的经历。由于缺乏骨折的相关医疗救护常识，人们对骨折的预防、治疗及康复都存在不同程度的误区，使得骨折造成的致残、致死概率大大增加，从而影响了个人甚至整个家庭的生活。那么对于骨折及其急救都应该注意哪些问题呢？相信看完本章后，你会找到答案。

【 哪些症状要注意 】

　　骨折常发生于女性、儿童、老年人和特殊疾病人群。女性雌激素水平下降期间，尤其是绝经后，骨质疏松的发病率高于男性，可造成骨折易发。3～7 岁儿童自我行动能力逐渐增强，户外活动机会增加，然而又缺乏自我保护意识，因此容易因外伤引起骨折。老年人由于机体的老化、骨质疏松等因素，往往在摔倒后引起髋关节、胸腰椎及手腕部骨折。有些疾病会引起病理性骨折（如肿瘤），此外，用药引起的并发症（如系统性红斑狼疮服用激素）能引起骨质疏松，这些疾病都增加了骨折的发生概率。

　　1. 骨折部位疼痛、局部肿胀、瘀斑（图 11-1，图 11-2）。

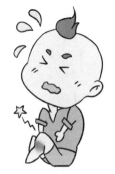 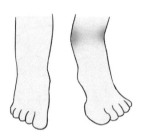

图 11-1 骨折部位疼痛　图 11-2 骨折部位局部肿胀、瘀斑

2. 功能障碍。疼痛和肿胀导致肢体活动受限（图 11-3）。

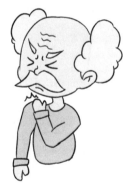

图 11-3 骨折导致肢体活动受限

3. 具有以下三种体征的其中一项，即可确定为骨折。

（1）畸形：骨折端会有外形的改变，表现为缩短、旋转或者弯曲（图 11-4）。

（2）异常活动：正常不能活动的部位，骨折端有非正常的活动（图 11-5）。

（3）骨擦音或骨擦感：骨折端相互摩擦而产生的声音或患者感受到骨与骨之间的摩擦（图 11-6）。

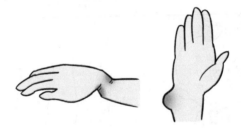

图 11-4 骨折所致畸形

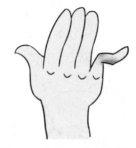

图 11-5 骨折所致异常活动

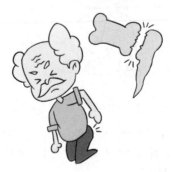

图 11-6 骨折所致骨擦音或骨擦感

【我们应该怎么做】

对于怀疑有骨折的患者，须按照骨折的急救方法进行处理。动作一定要轻柔、谨慎，以免增加患者疼痛或造成二次损伤。

1. **抢救生命**。如果遇到伤者心搏、呼吸濒临或者已经停止，则就地进行胸外按压和人工呼吸（详见第 2 章）。

2. **伤口处理**。如果是开放性伤口，多数伴有大量出血，可就地使用衣物、棉垫压迫止血，然后用干净的纱布进行包扎（图 11-7，图 11-8）。

如遇到大出血，包扎后需要记录止血带开始止血的时间，每 30～60 分钟放松一次，防止骨折处肢体缺血坏死。

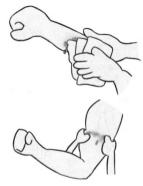

图 11-7　压迫止血

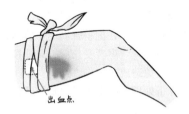

图 11-8　用干净纱布进行包扎

（1）头部骨折处理。如果意识清醒，让患者平躺，头部抬高，清除口鼻分泌物，保持鼻腔通畅；如果意识不清醒，立即使患者平躺，检查呼吸、脉搏等生命体征，必要时做心肺复苏（如怀疑患者头颈部出现损伤，切勿随意搬动患者，原地等待急救人员的到来）。

（2）四肢骨折处理。锁骨骨折：首先，要脱离危险致伤环境，如对于被重物砸伤或压伤者，应首先移去重物，并注意观察患者意识情况；其次，进行包扎止血，可选用身边最干净的布料包扎；最后，对患者进行固定，如果发生骨关节处损伤，可用长方形的木板，如夹板、木棍、竹竿等将骨折邻近的两个关节进行固定（图11-9）。如果身边无可固定的物品，则可将受伤的上肢绑在胸部，将下肢同健侧下肢绑在一起，送往医院。

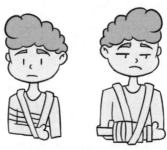

图 11-9   对骨折处进行固定

（3）肋骨骨折处理。如发现胸部有明显的伤口，立即用布料或者保鲜膜等盖在伤口处，密封伤口。观察患者意识是否清晰，呼吸是否正常。并把手臂固定于胸前，送往医院。

（4）脊柱骨折处理。患者受伤后，立即拨打120，千万不要移动患者，避免造成二次伤害。

（5）骨盆骨折处理。嘱咐患者双腿尽量伸直，仰卧。尽量不要大小便，以免加重伤情。

3. 外露的骨折端切不可推入伤口，防止污物进入伤口引起感染。

4. 稳妥固定。在家庭中，可选用如硬纸板、木棍、手杖等应急的固定材料固定关节（图11-10），也可以用布带直接将受伤的肢体（如前臂）捆绑在躯干上进行固定（图11-11）。

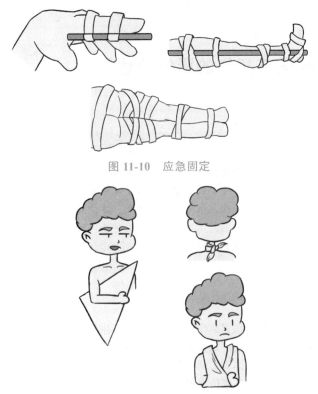

图 11-10　应急固定

图 11-11　用布带直接将受伤的肢体捆绑在躯干上进行固定

【小贴士】

1. 夹板长度应该以能固定骨折部位上下两个关节为准。

2. 固定应不影响正常血液循环，松紧适宜，并能够观察手指或脚趾皮肤的颜色。在做好上述现场急救措施的同时拨打 120 急救电话，等待专业人员前来救治。

3. 安全转运。转运时动作应轻、稳，避免震动引起受伤肢体二次受损。疑似颈椎、胸椎、腰椎等骨折时，非专业人员不能搬动患者，避免脊髓损伤。

第 12 章
踝关节扭伤的紧急处理

引　语

　　踝关节损伤俗称"崴脚"，是人们在运动、劳动时经常发生的一些小关节扭伤。由于比较常见，人们大多时候会自行处理，但是处理的方式、方法是否有效，能否减轻患者的痛楚呢？我们遇到这种情况时应该如何科学有效地处理呢？相信看完本章后，你会找到答案。

【哪些症状要注意】

　　踝关节扭伤是临床常见的疾病，其在关节及韧带损伤中是发病率最高的。踝关节是全身负重最大的关节，其稳定性在日常活动和体育运动的正常进行中起着重要的作用。踝关节扭伤后，扭伤部位会迅速出现疼痛和肿胀，随后出现皮肤瘀斑。严重者因为患足疼痛肿胀而不能活动。

【我们应该怎么做】

　　1. 注意休息，以防再伤。扭伤后应该立即停止活动，防止扭伤加重。

　　2. 学会冷敷是关键（图 12-1）。在损伤 48 小时内，取冰块装袋，用干净毛巾包裹敷于患者扭伤处，每隔 1 小时冷敷一次，每次时间以半小时内为宜，防止冻伤。也可以把脚泡在冷水中，约 15 分钟。总体来说，冷敷的程度和时间以患者伤处觉得麻木为宜。

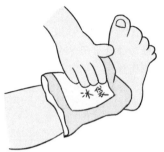

图 12-1　冷敷扭伤的踝关节

3. 学会压迫，以防肿胀（图 12-2）。用有弹性的绷带或者衣服、丝巾适当加压包扎，减少渗液和皮下出血，进而减轻肿胀。

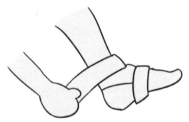

图 12-2　压迫扭伤的踝关节

4. 肢体抬高不负重（图 12-3）。患者躺在床上休息时，在脚下垫棉被或枕头以抬高脚踝部，从而增加静脉回流、减轻扭伤处的压力，减轻疼痛。

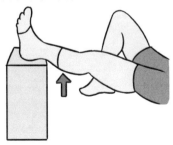

图 12-3　踝关节扭伤时抬高患部

5. 家庭处置后没有好转的情况。例如，①不能动或一动就特别疼；②扭伤后 5～7 天，冰敷、休息、服用镇痛药后无用；③受伤部位极易反复扭伤；④受伤部位变成青紫色，麻木无知觉，或有刺痛感。一旦出现上述情况，应去医院检查是否有关节撕裂伤、骨裂等其他问题。

【小贴士】

1. 扭伤后切忌立即使劲揉捏受伤部位。

2. 扭伤后切忌马上热敷，这会加重淤血肿胀。如需热敷，应在受伤 24～48 小时后进行。

3. 扭伤后切忌马上擦活血化瘀的药物。

4. 如怀疑骨折，需用夹板固定后进行包扎。

第 13 章
宠物抓伤、咬伤的紧急处理

引 语

宠物作为人类的伴侣，可以为人们带来快乐。但在和宠物相处的过程中，可能发生宠物咬伤或抓伤人的情况。宠物伤人可发生于全年的任何时间，特别是发情季节和产下幼崽后，动物都可能变得比平时更易怒，攻击性更强。狂犬病是人类传染病中死亡率最高的人畜共患病，而猫狗最容易感染和携带狂犬病毒。那么在被宠物抓咬之后我们应该做什么呢？相信看完本章后，你会找到答案。

【哪些症状要注意】

1. 狂犬病。潜伏期通常为 1～3 个月，短的不到 1 周，长的则可达 1 年，一旦出现狂犬病症状，病程多在 3～6 天，很少能超过 10 天，目前尚无有效的治疗方法，病死率几乎是 100%。狂犬病最初症状是发热，伤口部位有疼痛或灼痛感（感觉异常）。随着病毒在中枢神经系统的扩散，疾病发展为可致命的进行性脑炎和脊髓炎症。因此给宠物注射狂犬病疫苗是极有必要的。

2. 出血。宠物咬伤时，若不慎伤及大血管，有可能造成大出血，甚至危及生命。

3. 感染。无论是被抓伤或咬伤，只要皮肤黏膜破损，均有可能造成细菌和病毒感染。

4. 疼痛。

【我们应该怎么做】

被动物咬伤或抓伤后，应立即进行以下处理。

1. 立即挤压伤口周围软组织，挤出带动物唾液的污血，用肥皂和流动的清水反复彻底清洗伤口，被动物咬伤的伤口表面较小而内里较深，冲洗的时候应尽量充分暴露伤口，用力挤压伤口。冲洗最好是对着自来水龙头用较大的水流快速冲洗，把沾在伤口上的动物唾液和伤口上的血液冲洗干净，至少持续15分钟。然后用碘伏、双氧水等消毒剂消毒伤口。伤口无须包扎，不涂软膏，不用粉剂，尽可能暴露伤口。

2. 被咬伤者需要立即注射疫苗（图 13-1），以防狂犬病毒进入中枢神经系统。尽快到各省市区县疾控中心认定和批准的狂犬病暴露处置门诊接种人用狂犬病疫苗或狂犬病免疫球蛋白。相关门诊信息可至各地疾控中心官网查询。

3. 由医生根据诊断决定是否需注射狂犬病免疫球蛋白。如果伤口较深且污染严重，还要酌情接受抗破伤风处理和抗生素治疗等。

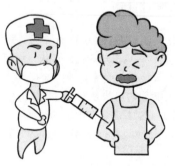

图 13-1　注射狂犬病疫苗

【小贴士】

1. 动物抓伤、咬伤多数是因为逗动物玩的动作被宠物认为是挑衅，特别是陌生的猫狗。例如，用手喂食它们，或者抚摸、吓唬它们。

2. 不要靠近陌生狗，即使它的主人在身边。

3. 遇到流浪狗，首先应保持冷静，让狗知道你并不害怕它；其次应避免和狗进行眼神接触，眼神接触可能会让狗误会你在挑衅它；如若想尽快脱离危险，切勿转身就跑，因为狗有追逐的习惯。可将手中的水杯、书包等扔向旁边，分散它的注意力，然后慢慢后退；如果狗发起攻击，可以用腿或者棍子之类的器物击打狗的喉部、肋骨等脆弱的部位。

4. 养宠物者一定要定期给宠物接种狂犬病疫苗，出门遛狗必须拴好牵引绳，随身携带棍子，这样既可以避免狗伤害周围的人，也可以避免宠物受伤。

第 14 章
鼻出血的紧急处理

引 语

多数患者发生鼻出血时，大多是在家中或在工作单位。这时，如果能正确进行处置，可以及时止住鼻血。待鼻血止住后，如有必要（如反复多次出血、出血无法止住），再到医院查明出血原因，做进一步治疗。那么，对于鼻出血，我们应该怎样进行必要的家庭紧急处理呢？相信看完本章后，你会找到答案。

【哪些症状要注意】

鼻出血是一种常见的鼻部症状。鼻出血较轻的患者仅表现为涕中带血，而重者可因出血量较大而导致休克，甚至危及生命。引起鼻出血的疾病很多。导致鼻出血的因素分为局部因素和全身因素。成人鼻出血常与心血管疾病、非甾体抗炎药的使用及酗酒等因素有关；儿童鼻出血多见于鼻腔干燥、变态反应、鼻腔异物、血液系统疾病、肾脏疾病及饮食偏食等情况。

【我们应该怎么做】

治疗鼻出血的方法有指压法、冷敷法、填塞法。

1. 在患者发生鼻出血时，不应慌乱，因为精神紧张不利于止血。要安抚好患者情绪，尽量让患者保持平静。不要过于紧张，以免导致血压上升，造成大量出血。

2. 鼻出血的患者应该采取半坐位或坐位，同时头向前倾

（图 14-1），以利于鼻腔内形成凝血块，促进止血。如有血液从鼻腔流入口中，患者应及时吐出血液，以免血液进入胃内后引起呕吐。

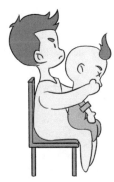

图 14-1　鼻出血时应采取的体位

切忌仰头，仰头容易让血液通过鼻腔流入咽部，使患者恶心、咳嗽，甚至呕吐。当血量过大过急时，易进入肺部，引起气管炎或肺炎，甚至可能造成呼吸困难。

3. 在做好上述两项工作之后，可采用下述方法进行止血治疗。

（1）指压止血法：适用于鼻腔前部的出血。方法：患者取坐位、头部略前倾，用手指按压出血侧鼻翼或捏紧双侧鼻翼 10～15 分钟，同时令患者吐出口内血液（图 14-2）。

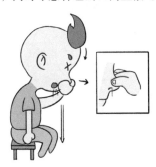

图 14-2　指压止血法

（2）冷敷止血法：患者可用冰袋或冷水浸湿的毛巾敷于前额部或头顶部。这样可以使患者头面部的血管收缩，从而使血液流速减慢。

（3）填塞止血法：对于出血量大且无法判断位置的出血，可以用无菌纱布、消毒棉球或者止血海绵填塞前鼻腔，同时需要观察咽部是否出血，填塞时间不宜过长（图 14-3）。

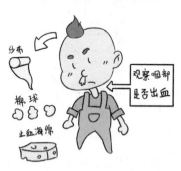

图 14-3　填塞止血法

（4）体位止血法：让鼻出血的患者低头（注意不是仰头）并举起上肢，以增加上腔静脉的回心血量，从而减少鼻腔供血，以达到止血的目的。左（右）鼻孔流血，举起右（左）手臂（图 14-4）。

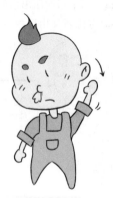

图 14-4　体位止血法

4. 严重的鼻出血（成人出血 400ml/h；儿童出血 100ml/h），应立即去医院就诊。

（1）出血量较大，有面色苍白、出虚汗、心率快、精神差等出血性休克前兆症状时应采用半卧位，立即送去医院检查就诊。如果出血者有高血压病史，应该立即服用降压药物，并带着以往病历去医院就诊。

（2）由撞伤或跌落所致的鼻出血。

（3）按压两次 15 分钟后，仍有鼻出血。

（4）因异物导致的鼻出血。

【小贴士】

注意不要使用卫生纸来压迫止血，因卫生纸遇到血液后会破碎，之后很难从鼻腔里完全去除。

第 15 章
发生噎食的急救

引语

　　噎食是指食物堵塞咽喉部或卡在食管的狭窄处甚至误入气管，从而引起呼吸抑制，危及生命。若噎食完全堵塞声门或气管，往往来不及送医院，即迅速出现窒息死亡。因此，噎食的急救需争分夺秒。抢救成功的关键需牢记：及时发现，判断清楚，就地抢救，方法得当，措施得力。那么，什么是正确有效的急救方法呢？相信看完本章后，你会找到答案。

【哪些症状要注意】

噎食常发生于儿童、老年人、暴饮暴食者。

1. 进食时突然不能说话，并出现窒息的痛苦表情（图 15-1）。

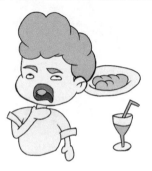

图 15-1　噎食时窒息的痛苦表情

2. 噎食者通常用手按住颈部或胸前并用手指口腔（图 15-2）。

3. 气道部分阻塞，可出现剧烈咳嗽伴哮鸣音。

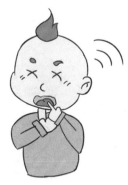

图 15-2 噎食时患者通常用手按住颈部并用手指口腔

4. 早期表现为面部涨红，伴有呛咳反射，紧抓喉部，极度不适（图 15-3）。

5. 中期表现为胸闷、窒息感，食物吐不出，手乱抓，两眼发直。

6. 晚期表现为满头大汗、面色苍白，口唇青紫、晕倒在地（图 15-4）。

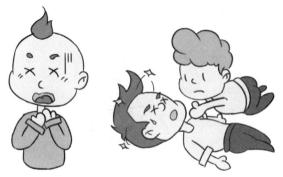

图 15-3 噎食早期表现　　图 15-4 噎食晚期表现

【我们应该怎么做】

1. 海姆立克急救法

（1）立位腹部冲击法：适用于清醒者（图 15-5）。

1）抢救者站在患者背后，双臂环抱患者。

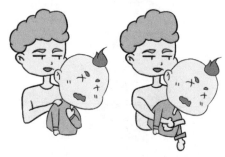

图 15-5　立位腹部冲击法

2）一手握拳，使拇指掌指关节突出点顶住患者腹部正中线脐上部位。

3）另一只手的手掌压在拳头上，快速向内、向上推压冲击，每次约 1 秒，直至异物排出（注意不要伤及肋骨）。患者应配合，头部略低，嘴要张开，以便吐出异物。此法不适宜肥胖者、孕妇及 1 岁以下的婴儿。

（2）立位胸部冲击法：适用于孕妇、肥胖者（图 15-6）。

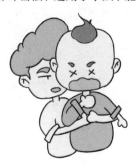

图 15-6　立位胸部冲击法

1）抢救者站在患者背后，使其弯腰且头部向前倾，双手环抱其胸部。

2）一手握拳，使拇指掌指关节突出点顶住患者两乳头连线中点（切勿压到剑突），另一只手的手掌压在拳头上。

3）快速向内、向上推压冲击，每次约 1 秒，直至异物排出（注意不要伤及肋骨）。

（3）卧位腹部冲击法：适用于昏迷者（图 15-7）。

1）应采用仰卧位，抢救者位于患者的大腿一侧。

2）将一手掌根置于昏迷者肚脐上两横指处，另一只手重叠在第一只手上，连续、快速、用力向患者上腹部的后上方冲击。

3）每冲击 5 次后，检查一次患者口腔是否有异物。如有异物，迅速取出。

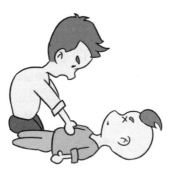

图 15-7　卧位腹部冲击法

（4）自救法（图 15-8）

1）保持站立姿势，找一个高度适当的硬质椅子，站到椅背处。

2）头后仰，使气管变直，然后使腹部上端（剑突下，俗称心窝部）抵在椅背顶端，向胸腔上方猛力施压，也会取得同样的效果——气管食物被冲出。

3）桌子的边缘、窗台边缘，或者任何凸起的柱状硬物都可以代替椅背。

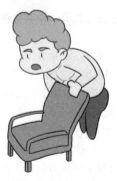

图 15-8 自救法

（5）婴幼儿抢救法（图 15-9）：发生噎食时，马上把孩子抱起来，一只手捏住孩子颧骨两侧，手臂贴着孩子的前胸，另一只手托住孩子后颈部，让其脸朝下，趴在救护人膝盖上，在孩子背上拍 1～5 次。

把孩子翻过来，面对救护者，取头低臀高位，检查患儿口中有无异物。若有异物，用手指勾出，若无异物，立即将食指和中指并拢，连续冲击患儿两乳头连线中点向下的一横指处 5 次，检查口中异物。如此反复，叩背、压胸交替进行，直至异物排出。

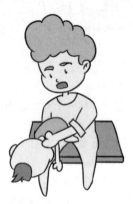

图 15-9 婴幼儿噎食时的抢救体位

2. 弯腰拍背法：现实生活中发生气道异物阻塞时，很多人的第一反应是拍背，但一定要注意正确的拍背方法为"弯腰—拍背"。

一边鼓励患者咳嗽，一边站到患者的一侧，让患者取站位或坐位，并使其尽量弯腰，抢救者一只手勾住患者的腹部固定支撑，另一只手用力拍击患者的背部（图 15-10）。

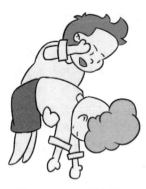

图 15-10　弯腰拍背法

【小贴士】

1. 腹部冲击法不适用于肥胖患者、孕妇及 1 岁以下的婴儿。

2. 对婴幼儿施行急救时，其头部必须低于胸部。

3. 弯腰拍背法适用于意识清醒、可以自主咳嗽的患者。

第 16 章
异物入眼、耳的急救

引　语

　　眼睛和耳朵可以帮助我们感受外界的美好，是非常珍贵且敏感的器官。但是一旦有异物侵入眼睛和耳朵，就会给我们带来痛苦，严重的会使受伤者永远失去感受光和声音的能力。这时候就需要我们掌握急救的方法，将痛苦和损伤降到最低。那我们遇到这种情况应该怎么做呢？相信看完本章后，你会找到答案。

【异物入眼怎么办】

　　1. 判断异物性质：排除生石灰和电石等遇水发生反应的异物后可用清水冲洗，如家庭常见飞虫、灰尘等入眼。

　　2. 泪水冲出异物：闭上眼睛，等眼泪大量流出，再配合眨眼，将异物冲出。切忌用手用力揉搓眼睛，以免异物嵌入眼球、角膜或者眼睛更深处，对眼睛造成更大的伤害（图 16-1）。

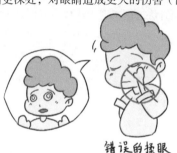

错误的揉眼

图 16-1　不要用手用力揉搓眼睛

3. 如果泪水无法将异物冲出，可用水来冲洗。可准备一盆清洁干净的水，将面部浸入水中，轻轻眨眼睛，尝试将异物冲出（图 16-2）。家中如果有注射器的话，可以用注射器装冷开水或者用杯子冲洗，步骤如下：首先分开上下眼皮，充分暴露结膜，使患眼在下，让水流从合适的高度轻柔地沿眼角流下，并配合左右转动眼球，从而冲出异物（图 16-3），酸碱性异物入眼一般冲洗 15 分钟。

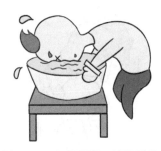

图 16-2　水中眨眼，清除异物

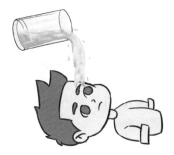

图 16-3　水流下转动眼珠，清除异物

4. 如果用水还是不能将异物冲出或患者本身有角膜炎、溃疡时禁忌冲洗，可请人或自行翻开眼皮，用棉签或干净的手帕蘸凉开水或生理盐水轻轻将异物擦掉。

5. 如果上述方法都无效，可能是异物陷入眼组织内，应立即到医院请眼科医师取出。

【异物入耳怎么办】

1. 一旦感觉耳朵进入不明异物，且异物较深或牢固地嵌在耳道中，不要慌张，不要硬掏，最好及时到医院就诊。

2. 水进入耳朵时，把头倾向进水耳朵的一侧，同侧单脚跳动几次（图 16-4）。或让人帮忙用棉签轻轻探入耳中，将水分慢慢吸干。

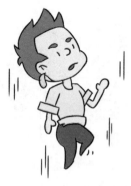

图 16-4　水进入耳朵时的排水姿势

3. 蚊虫进入耳朵：可用手电筒朝耳朵内照射，利用光线将蚊虫引出来；或者吹入香烟的烟雾将小虫熏出来；将 3～5 滴食用油（甘油亦可）滴入耳，过 2～3 分钟，把头歪向患侧，小虫会随油淌出（图 16-5）；也可将生姜汁或者食醋滴入耳内，小虫会自己爬出来。

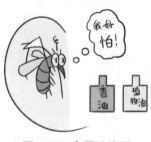

图 16-5　食用油滴耳

4. 豆、玉米、米、麦粒等入耳：干燥物如豆类入耳，可将进入异物的耳道向下，然后轻轻拍击耳郭，使其掉出。不宜用水或油滴耳，否则会使异物膨胀，更难取出。若豆类已膨胀，可先用95%的乙醇滴耳，使其脱水缩小，然后再设法取出。若无法自行取出，应尽快去医院就诊（图 16-6）。

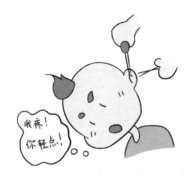

图 16-6　95%乙醇滴耳后取出异物

【小贴士】

异物入眼：处理完毕后记得再观察下眼睛的情况哦，如果眼结膜上只有少许充血、水肿，或是角膜上有少许的小点染色，代表只是轻度外伤，只需用眼药水或眼膏治疗就可以了；如果眼结膜苍白，角膜上有灼烧的伤痕或溃疡，那就是比较严重的灼伤，需要去医院请眼科医师处理。

异物入耳：切忌用耳勺等硬物盲目挖取，这样会将异物推向耳道更深处，还可能损伤耳道的皮肤、鼓膜等，引发感染。

第 17 章
煤气中毒的急救

引　语

　　一氧化碳中毒俗称煤气中毒。在日常生活中，往往是通风不良时，家用煤炉产生的一氧化碳或燃气热水器煤气泄漏所致。在密闭的空间内，如在汽车内滞留的时间过长，也可能引起一氧化碳中毒。当发生煤气中毒时，会有什么感觉？你会自救吗？当发现他人发生煤气中毒时，第一时间你该做些什么呢？相信看完本章后，你会找到答案。

【哪些症状要注意】

　　1. 轻度中毒：头痛、头晕、耳鸣、全身无力、恶心、呕吐、心悸。

　　2. 中度中毒：除轻度中毒的表现外，还有面色潮红、口唇樱桃红色、躁动不安、呼吸困难等。

　　3. 重度中毒：除中度中毒的表现外，还会表现为昏迷、大小便失禁等。

【我们应该怎么做】

　　1. 自救

　　（1）有轻度中毒感觉者，立即开窗通风或到空气新鲜处。

　　（2）呼救并拨打急救电话120。

　　（3）拨打煤气公司电话，让其前来排除故障。

2. 急救

（1）施救者到达现场后，用湿毛巾捂住口鼻，做好自我防护，迅速关闭煤气总闸，立即开窗通风或将伤员移至空气新鲜处（图 17-1），严禁在现场打电话、点火和开启照明设备，以免引起爆炸。

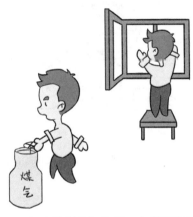

图 17-1　迅速关闭煤气总闸，立即开窗通风

（2）将伤员头偏向一侧（图 17-2），解开衣领纽扣、裤带，使其保持呼吸道通畅，同时注意保暖。

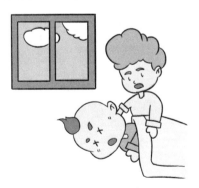

图 17-2　伤员的体位

（3）呼叫他人帮忙，并拨打急救电话 120，等待救护车到达现场。

（4）有条件者可以吸氧。

（5）对于呼吸心搏停止者，立即进行心肺复苏（图 17-3）。

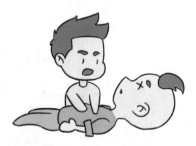

图 17-3　对呼吸心搏停止者进行心肺复苏

（6）拨打煤气公司电话，让其前来排除故障。

【小贴士】

1. 施救者做好自我防护，确保自身安全。
2. 严禁在现场打电话、点火和开启照明设备。
3. 可在家中安装煤气报警器。

第 18 章
食物中毒的急救

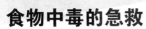
引　语

　　误食被污染的、变质的、过期的食品，或将有毒有害物质当作食物入口后，会出现上吐下泻、腹痛、头晕等中毒症状，应高度警惕是否有食物中毒的可能。当发生食物中毒时，你应该采取什么措施？相信看完本章后，你会找到答案。

【要注意哪些食物或物品】

　　1. 过期、变质或被污染的食物。

　　2. 防冻剂、家庭清洁剂、杀虫剂、油漆等生活用品，以及烟草、化妆品、药物等，这些物品易被儿童或老年人误服。

　　3. 易被儿童误服的常见有毒食物、动植物有变质零食、扁豆、发芽的马铃薯、花叶万年青、吊兰、毒蘑菇等。

【我们应该怎么做】

　　1. 大量饮水：立即饮用大量干净的温水或盐水，对毒素进行稀释（图 18-1）。

　　2. 立即催吐：如进食的时间在 1～2 小时内，可以催吐，用匙柄或指甲不长的手指等刺激咽喉部催吐（图 18-2），如果中毒者正在呕吐，将头偏向一侧或脸朝下，以免呕吐物进入气道引发窒息（图 18-3）。

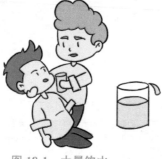
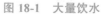

图 18-1　大量饮水

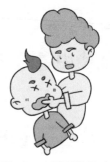

图 18-2　用手指催吐

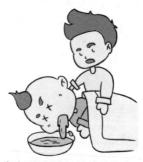

图 18-3　中毒者呕吐时，将其头偏向一侧或脸朝下

3. 保留呕吐物：将呕吐物收集在容器中，将误食者和毒物一并送往医院急诊科。

4. 拨打急救电话：若中毒者症状严重，立即拨打 120 急救电话，等待急救人员到达现场。

【小贴士】

1. 大量饮水时，不要饮用热水、果汁或醋等饮品。

2. 以下人员禁止催吐：①昏迷、惊厥者；②误服强酸、强碱等腐蚀性物质者；③食管-胃底静脉曲张、主动脉瘤、消化性溃疡患者；④年老体弱、孕妇、高血压患者等。

3. 食物中毒时，需要告诉急救人员的信息：①中毒者年龄；②毒物的量；③吞服的时间；④是否呕吐。

第 19 章
淹溺的急救

引 语

　　截至 2018 年底，每年大约有 57 000 人因淹溺而死亡，其中 0～14 岁的未成年人占 56.58%。在未成年人意外伤害致死的事故中，淹溺事故成为头号杀手。如何预防淹溺事件的发生？遇到淹溺，该如何自救和互救？相信看完本章后，你会找到答案。

【要注意哪些活动】

　　例如，不要在无安全防护的深水区域游泳，不要在结冰的湖面上蹦跳，孩童不要结伴下河洗澡等（图 19-1～图 19-4）。

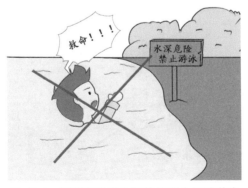

图 19-1　不要在无安全防护的深水区域游泳

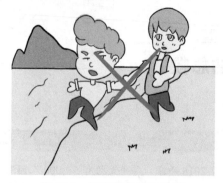

图 19-2　不要结伴下河洗澡

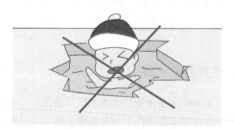

图 19-3　不要在结冰的湖面上蹦跳

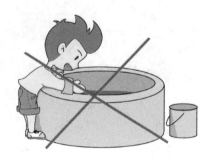

图 19-4　不要在深井边探头

【我们应该怎么做】

1. 预防

（1）去正规的泳池游泳，尽量去浅水区游泳（图 19-5）。

（2）儿童游泳要有大人陪，大人要认真看护（图 19-6）。

（3）游泳前要做好热身运动，身体不适不要去游泳。

（4）游泳时如果觉得身体不适，立即上岸或大声呼救。

（5）在水中不能互相打闹，不要贸然跳水或潜水（图 19-7）。

（6）乘船要穿好救生衣。

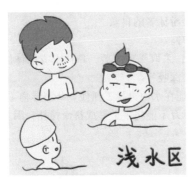

图 19-5 尽量去浅水区游泳

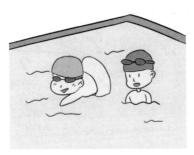

图 19-6 儿童游泳要有大人看护

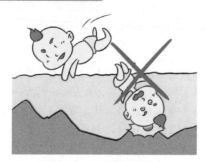

图 19-7　不要贸然跳水

2. 急救方法

（1）不会游泳者的自救

1）大声呼救。

2）冷静，采取头顶向后，口向上方的体位，将口鼻露出水面，即刻深吸气。

3）尽可能在水中寻找、抓住一些漂浮物（图 19-8）。

切记：千万不能将手上举或拼命挣扎，因为这样反而容易使人下沉。

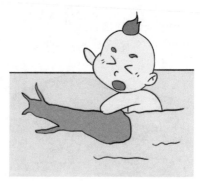

图 19-8　抓住水中的漂浮物

（2）肌肉痉挛（抽筋）者的自救

1）此类溺水通常发生在会游泳者身上，所以更应第一时间保持镇定。

2）马上站立并用力蹬腿，或用手把拇趾往上掰，并按摩小腿。

3）先吸一口气，然后潜在水里用手揉捏小腿，并且用力把脚掌向上翘，然后上岸。也可利用没有抽筋的肢体侧泳或仰泳，慢慢游上岸再行解脱（图 19-9）。

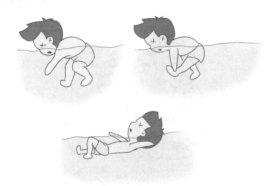

图 19-9　肌肉痉挛自救体式

（3）互救

1）不推荐非专业人员下水进行援救。

2）不推荐多人手拉手下水救援（图 19-10）。

3）不推荐跳水时将头扎进水中。

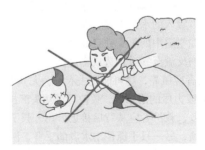

图 19-10　不要多人手拉手下水救援

（4）急救：上岸后应将溺水者置于平地上平躺，立即用手指清理其口鼻中的泥沙、水草及呕吐物（图 19-11）。在不影响心肺复苏的前提下，尽可能去除湿衣服，擦干身体，防止溺水者出现体温过低。

开放气道后应尽快进行人工呼吸和胸外按压（详见第 2 章）。因为溺水者主要的症状是缺氧，所以尽早开放气道和人工呼吸优先于胸外按压。

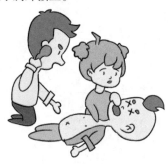

图 19-11　清理口鼻异物

不应为患者实施各种方法的控水措施，包括倒置躯体或海姆立克手法。

【小贴士】

1. 急救时不能向溺水者实施各种方法的控水措施，因为大多数溺水者吸入的水并不多，而且很快会进入血液循环，没有必要清除气道中的水。并且如果控水措施不当，反而容易将胃内容物反流至气道，造成窒息。

2. 施救者应镇静，尽可能脱去衣裤，尤其要脱去鞋靴。

3. 对筋疲力尽的溺水者，救护者可从头部接近。对神志清醒的溺水者，救护者应从背后接近，用一只手从背后抱住溺水者的头颈，另一只手抓住溺水者的手臂，游向岸边。

4. 救援时要注意防止被溺水者紧抱缠身而双双发生危险。如被溺水者抱住，不要相互拖拉，应放手自沉，使溺水者手松开，然后再进行救护。

第20章
突发事故的急救

引 语

突发事故，如交通意外、地铁和列车故障等事故，由于事发突然、情况严重、危及人数较多，一旦发生常常有专业救援人员快速赶来，但是在等待救援期间，合理的自救和救助他人可能会不经意间挽救很多生命。那么在突发事故发生的情况下我们可以做些什么呢？相信看完本章后，你会找到答案。

【哪些症状要注意】

车祸是指机动车辆和自行车在运行中因各种原因致伤人体的意外灾害，又称交通事故，轻则擦伤、碰伤，重则引起多器官受损的复合伤，若现场急救不及时，致残率及死亡率很高。不论哪种车祸，常会引起皮肤损伤、骨折、肌肉撕裂、眼球破裂、内脏出血甚至脱出等严重情况。

【我们应该怎么做】

1. 事故发生时应该首先确认周围环境安全，在确保自己生命安全的情况下帮助他人。
2. 拨打120急救电话（详见第3章）。
3. 立即排除相关危险因素，如熄灭发动机、关闭电源、清除易燃易爆易腐蚀物品。
4. 除非现场有危及生命的危险因素存在，如汽车着火、存在爆炸隐患、火势蔓延、汽车川流不息等，否则千万不要轻易移动伤员（详见第 2 章）。

5. 遵循先救命后治伤的原则。例如，在有激烈出血和较重骨伤中选择先止血后治伤，优先处理可能危及患者生命的伤害。对失去知觉者，立刻实行心肺复苏（详见第 2 章）。

6. 当出现车辆故障等影响较大的意外事故时，应保持冷静，不可砸门、跳窗、散布谣言、制造恐慌，等待救援人员到来后依次下车。

7. 发生火灾时，应先使用车厢两端的报警器通知列车司机，同时取下灭火器进行灭火。

灭火器的使用方法如下所示。

（1）干粉灭火器的使用方法：干粉灭火器适用于扑救各种易燃、可燃液体和易燃、可燃气体引发的火灾，以及电器设备引发的火灾。使用时先用右手拖着压把，左手拖着灭火器底部，轻轻取下灭火器，右手提灭火器至现场，除掉铅封（图 20-1），拔掉保险销（图 20-2），左手握着喷管，右手提着压把，在距离火焰 2m 的地方，右手用力压下压把，左手拿着喷管左右摆动，喷射干粉，使干粉覆盖整个燃烧区（图 20-3）。

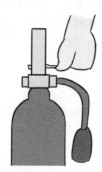

图 20-1　除掉铅封

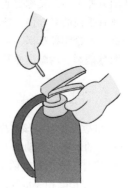

图 20-2　拔掉保险销

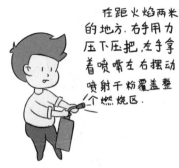

在距火焰两米的地方，右手用力压下压把，左手拿着喷嘴左右摆动喷射干粉覆盖整个燃烧区。

图 20-3　干粉灭火器使用方法

（2）泡沫灭火器的使用方法：泡沫灭火器主要适用于扑救各种油类引发的火灾，以及木材、纤维、橡胶等固体可燃物引发的火灾。使用时先用右手拖着压把，左手拖着灭火器底部，轻轻取下灭火器，右手提灭火器至现场，右手捂住喷嘴，左手执筒底边缘（图 20-4），把灭火器颠倒过来呈垂直状态，用劲上下晃动几下，然后放开喷嘴（图 20-5）。右手抓筒耳，左手抓筒底边缘，把喷嘴朝向燃烧区，站在离火源 8m 的地方喷射，并不断前进，围着火焰喷射，直至把火扑灭（图 20-6）。灭火后，把灭火器平放在地上，喷嘴朝下。

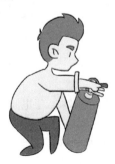

图 20-4　泡沫灭火器持握方法 1

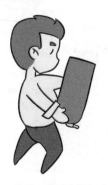

图 20-5　泡沫灭火器持握方法 2

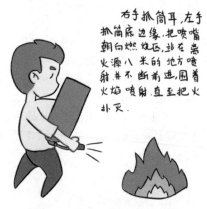

右手抓筒耳，左手抓筒底边缘，把喷嘴朝向燃烧区，站在离火源八米的地方喷射，并不断前进，围着火焰喷射，直至把火扑灭。

图 20-6　持泡沫灭火器灭火姿势

【小贴士】

1. 私家车内应常备急救箱、手电筒、装汽油的空桶和吸油器、小型灭火器等。

2. 在急救时，即使现场慌乱，也要平稳情绪，仔细检查，以免有伤员遗漏。

参 考 文 献

蔡迎怡，2016. 扭伤后赶紧这样处理. 健康博览，(03)：29.

陈文，2003. 家庭自疗急救七忌. 农机具之友，(2)：55.

董克芳，2012. 老年人最常见的三种骨折. 老年人，(5)：54.

福如海，2011. 异物入耳的应急处理. 中外女性健康，(7)：36.

梁晓亮，2014. 家庭医学全书. 天津：天津科学技术出版社.

马帅，2018. 家庭急救箱里该装什么(一). 健康世界，25(1)：
　　44-45.

宋丹，2015. 对中暑患者进行院前急救护理和院内急诊救治
　　护理的效果研究. 当代医药论丛，13(8)：74-75.

苏健，2016. 脑卒中急救要"快"更要送"对"医院. 江苏
　　卫生保健，(3)：20-21.

王朝，2007. 异物入眼巧处理. 家庭护士，31(33).

王萍，宋晓冰，2018. 2006－2015年中国大陆地区食物中毒
　　特征分析. 实用预防医学，25(3)：257-260.

佚名，2015. 最实用家庭急救手册. 湖南安全与防灾，(10)：
　　54-55.

尹志改，2010. 自冷式冰袋冷敷减轻膝关节置换术后关节肿
　　痛的研究. 实用骨科杂志，16(02)：146-148.

张波，2012. 急危重症护理学. 北京：人民卫生出版社.

中华耳鼻咽喉头颈外科杂志编辑委员会鼻科组，中华医学会
　　耳鼻咽喉头颈外科学分会鼻科学组，2015. 鼻出血诊断及
　　治疗指南(草案). 中华耳鼻咽喉头颈外科杂志，50(4)：
　　265-267.

赵旭燕，2014. 心梗急救须科学 微信支招莫轻信. 养生大世
　　界，(5)：74-75.

周广德，2016. 异物入眼急救ABC. 医师在线，6(36)：28-29.